COME GLI ADOLESCENTI PERDONO PESO E SMETTONO DI AUMENTARLO: PERDITA DI PESO CONFIDENZIALE...

Contenuto

4

PANORAMICA SULLA PERDITA DI PESO

Negli Stati Uniti, l'obesità è diventata più comune tra uomini e donne di tutte le età ed etnie a partire dagli anni 70. Quasi il 69% delle persone, o più di due terzi, è ora in sovrappeso o obeso. Secondo uno studio, nel 2010 gli americani hanno bruciato 130 calorie in meno al giorno al lavoro rispetto al 1960. Le differenze razziali sono significative.

L'obesità è più comune negli uomini caucasici.

Gli uomini ispanici hanno maggiori probabilità di non essere obesi né di classe 1 né di classe 2.

L'obesità estrema è più comune tra gli uomini di colore.

La maggior parte delle donne ispaniche è in sovrappeso.

Le donne di colore hanno maggiori probabilità di soffrire di obesità e obesità grave.

Una dieta sana e un adattamento all'esercizio fisico sono necessari per un'efficace perdita di peso. Innanzitutto, esaminiamo le informazioni di base sull'obesità, i suoi pericoli e l'importanza di raggiungere e mantenere un peso ragionevole.

Un aumento della percentuale di grasso corporeo è noto come obesità. Il National Institutes of Health (NIH) offre tre metodi per valutare i rischi per la salute associati all'aumento di peso:

Eseguire un calcolo dell'indice di massa corporea (BMI).
Prendi la misura della vita.
Comprendi la tua storia medica.
Per la maggior parte delle persone esiste una correlazione tra peso corporeo e percentuale di grasso corporeo. Tuttavia, non è sempre così. I bodybuilder, ad esempio, possono essere pesanti e avere un indice di massa corporea elevato, ma poiché la loro percentuale di grasso corporeo è bassa, non sono a maggior rischio per la salute.

Determina prima il tuo indice di massa corporea, perché con l'aumentare del tuo indice di massa corporea, aumentano anche i rischi per la salute.

1. Se il tuo indice di massa corporea è inferiore a 18,5, sei considerato sottopeso.

2. Un BMI compreso tra 18,5 e 24,9 è considerato normale.

3. Se il tuo indice di massa corporea è compreso tra 25 e 29,9, sei in sovrappeso.

4. Esistono tre tipi di obesità:

BMI da 30 a 34,9 per l'obesità di classe 1

BMI da 35 a 39,9 per l'obesità di classe 2

Un BMI superiore a 40 definisce l'obesità di classe 3.

COMPLICAZIONI DI SALUTE LEGATE ALL'OBESITÀ

1. Diabete di tipo 1

2. Alta pressione sanguigna

3. Dislipidemia

4 tocco

La maggior parte dei tumori (il rischio di malattie polmonari aumenta con il peso)

6. Apnea ostruttiva del sonno, una delle malattie correlate all'obesità

più comunemente sottodiagnosticate.

7. Artrite e malattia degenerativa del disco

malattia della cistifellea

9. Bruciore di stomaco

10. Malattia del fegato grasso correlata all'alcol

11. Sindrome dell'ovaio policistico e infertilità

12. Insufficienza venosa

perdita di peso

I problemi associati al sovrappeso possono essere trattati e persino prevenuti perdendo e mantenendo il peso. Perdere peso può abbassare la pressione sanguigna.

Ragioni per l'aumento di peso involontario

Alcuni cibi che mangi, come cibi e bevande zuccherati, possono portare a un aumento di peso involontario. Tuttavia, ci sono situazioni in cui può verificarsi un aumento di peso a causa di un problema medico sottostante.

L'aumento di peso può essere molto irritante, soprattutto se non sai cosa lo sta causando.

Sebbene il cibo sia spesso il principale fattore che contribuisce all'aumento di peso, anche altri fattori come lo stress e la mancanza di sonno possono svolgere un ruolo.

Questi sono i motivi per cui le persone aumentano di peso involontariamente.

Steatosi epatica non alcolica

Quando il grasso si accumula nelle cellule del fegato, può danneggiare il fegato e alla fine portare a cicatrici (una condizione chiamata cirrosi epatica), che alla fine può portare alla completa insufficienza epatica. Prima che il danno sia fatto, potrebbero non esserci sintomi. Sebbene i medici non siano sicuri di cosa causi la steatosi epatica , il sovrappeso aumenta il rischio di complicanze. Le persone in sovrappeso hanno da due a tre volte più probabilità di subire questo danno. Tuttavia, questo può essere invertito con la diagnosi precoce e il trattamento.

cibo spazzatura artificiale

Gli alimenti preparati con cura spesso contengono solo componenti raffinati e additivi.

Questi prodotti sono economici, duraturi e difficili da resistere a causa del loro incredibile sapore.

I produttori alimentari vogliono aumentare le loro vendite rendendo i loro prodotti il più gustosi possibile.

Mangia troppi cibi altamente trasformati.

Farina d'avena, frutta congelata e yogurt sono alcuni esempi di alimenti minimamente trasformati.

Ma gli alimenti che hanno subito un'estesa lavorazione, come i cereali zuccherati, i fast food e i pasti al microonde, contengono una miriade di ingredienti pericolosi, tra cui zuccheri aggiunti, conservanti e grassi cattivi.

E altri studi hanno collegato il consumo di alimenti altamente trasformati con l'aumento di peso.

artrosi

I tessuti che proteggono la cartilagine alle estremità delle ossa e delle articolazioni sono stressati dal sovrappeso, causando disagio e rigidità. Inoltre, l'aumento del grasso corporeo porta ad un aumento dell'infiammazione. I fianchi, la parte bassa della schiena e le ginocchia subiranno meno stress, anche se perdi solo il 5% del tuo peso corporeo. (È una perdita di peso di 190 libbre su 200.) L'esercizio fisico è una delle cose migliori che puoi fare per l'artrite.

Chiedi al tuo medico quale tipo e dosaggio è meglio per te.

marketing attivista
I venditori di cibo spazzatura sono piuttosto invadenti.

A volte cercano di promuovere prodotti molto dannosi come prodotti sani, il che è una pratica non etica.

Queste aziende fanno anche false affermazioni. Peggio ancora, indirizzano il loro marketing specificamente ai giovani.

Nella società moderna, i bambini diventano obesi, diabetici e dipendenti dal cibo spazzatura prima che siano abbastanza maturi da prendere tali decisioni da soli.

Trigliceridi alti

Sebbene i tuoi geni contribuiscano sicuramente, anche altri fattori, tra cui la tua dieta e la quantità di esercizio fisico, possono svolgere un ruolo. I cibi malsani possono portare ad un aumento di peso e livelli più elevati di trigliceridi e colesterolo LDL "cattivo". L'obesità è un importante fattore di rischio per le malattie cardiache, che uccide circa 700.000 americani ogni anno. Alimenti solubili e ricchi di fibre come l'avoine così come integratori integrali, fagioli, patate fritte, vignes, patatine fritte, melanzane e gombo peuvent vous rassasier, riducono il tuo apporto calorico e abbassano i livelli di colesterolo allo stesso tempo.

Consumo inadeguato di cibi integrali.

Se mangi spesso alimenti trasformati, passare a una dieta più sana è una strategia semplice ed efficace per promuovere la perdita di peso e migliorare molte altre aree della tua salute.

In effetti, mangiare cibi integrali e meno elaborati è fondamentale per la perdita di peso.

ti senti stressato

Un problema comune che può influire sul peso è lo stress cronico (32 Fonte attendibile).

L'aumento della sensazione di fame e del desiderio di cibi ipercalorici è stato collegato all'ormone dello stress corticale, che può contribuire all'obesità (Fonte attendibile).

In che modo i genitori possono sostenere la perdita di peso dei propri figli?

"Per apportare piccoli aggiustamenti costruttivi nel tempo, ad es. Ad esempio, ridurre le dimensioni delle porzioni, fare passeggiate con la famiglia e mangiare fuori meno frequentemente sono i modi migliori per mantenere un peso sano a lungo termine ", ha affermato Steven Middleman, MD, PhD, direttore del Diabetes Program presso CHLA. .

Come posso mettermi in forma a casa per aiutare mio figlio?

Limita il consumo di cibi veloci e trasformati.

Spesso contengono più calorie e grassi. Invece, riempi la tavola di tuo figlio con frutta e verdura e passa alle versioni integrali di pane bianco, cereali e pasta. A causa della fibra che contiene, il tuo bambino potrebbe sentirsi sazio più a lungo.

Come posso incoraggiare i miei figli a fare più esercizio fisico?

aiutarti a perdere peso

La salute dovrebbe venire prima delle dimensioni. Se vuoi parlare del tuo aumento di peso, aspetta di tornare da una visita medica, afferma il dott.

- Rendilo uno sforzo collaborativo.
- Andiamo a fare la spesa insieme.
- Prepara la tua cena.
- Aumenta il tuo livello di responsabilità.
- Rendila una routine.
- O accompagnarli in palestra.
- Segui un corso di danza.

Molte diete alla moda, programmi dimagranti o vere e proprie truffe affermano di rendere la perdita di peso facile e veloce. Tuttavia, l'elemento fondamentale di un programma di perdita di peso di successo rimane una dieta ipocalorica bilanciata unita a una maggiore attività fisica. Per una perdita di peso di successo a lungo termine, devi cambiare continuamente le tue abitudini alimentari e di stile di vita.

Come si fanno cambiamenti così profondi?

Mangia lentamente

"Mostro ai miei clienti come scegliere i loro pasti, assaporare bene ogni boccone prima di mangiarlo e masticare lentamente. Chiedo loro di masticare bene il cibo prima di deglutirlo e poi ricominciare. Ci vuole tempo per capire quando siamo pieni. Mangiare più lentamente aumenta il senso di sazietà e favorisce il piacere dei pasti.

Prestare attenzione al primo 5-10%

Invece di dire a te stesso: "Ho bisogno di perdere 25 libbre" e lasciarti sopraffare dal perseguimento di un obiettivo apparentemente impossibile, pensa ai benefici per la salute di una perdita di peso anche modesta.

Bennett suggerisce di rendere i tuoi obiettivi più realizzabili. Perdere solo il 5-10% del peso corporeo (TBW) può migliorare notevolmente la salute, riducendo il rischio di malattie come diabete di tipo 2, ictus, malattie cardiovascolari e molti tipi di cancro.

Sii soddisfatto dei tuoi pasti

"Ci viene detto così regolarmente cosa mangiare e se non ci piace il cibo suggerito, è improbabile che sviluppiamo sane abitudini durature. Da provare con la frutta fresca. Impara a cucinare nuovi piatti gustosi e vari. . Per esaltare il sapore, aggiungi erbe e spezie. Oppure, se preferisci, scopri la profondità delle verdure crude e al vapore e la dolcezza della frutta. Non c'è motivo per cui non puoi dare valore al tuo rapporto con il cibo.

Rendi le attività aerobiche parte della tua routine quotidiana

Se vuoi bruciare i grassi velocemente, non puoi evitare l'esercizio aerobico. Gli studi suggeriscono che questo è il tipo di esercizio più efficace per ridurre il grasso della pancia. Bruciando molte calorie, la tua salute generale migliora. Quindi inizia con esercizi ad alta intensità come jogging, nuoto o lezioni di aerobica. Tuttavia, tieni presente che la frequenza e la durata sono fondamentali per il successo.

consumare più piante

Secondo la ricerca, una dieta a base vegetale è più facile da mantenere rispetto a una dieta ipocalorica, il che suggerisce anche che favorisce la perdita di peso [5]. Inoltre, è ricco di sostanze nutritive e offre molti benefici per la salute.

aumenta le tue proteine

Aumentare l'assunzione di proteine può ridurre la fame e aiutare a prevenire la perdita muscolare.

"Mangiare da 25 a 30 grammi di proteine (due cucchiai di carne o pollame in polvere, 4 once di petto di pollo) per pasto può stimolare l'appetito e aiutarti a regolare il peso corporeo", afferma il dott. Albertson. La strategia ideale è assicurarsi che ogni pasto includa una porzione di ottime proteine.

consumare più acqua

Secondo la ricerca, una maggiore assunzione di acqua è associata alla perdita di peso, indipendentemente dalla dieta o dall'attività [7]. Bere abbastanza acqua aiuta a ridurre la voglia di zucchero e aumenta la sensazione di sazietà. L'acqua è anche necessaria per la combustione del grasso corporeo per la produzione di energia, che si chiama biolisi.

Salta la limonata.

Greaves consiglia di abbandonare la soda come un altro modo per ottenere una pancia piatta. Sottolinea che le bevande analcoliche, in particolare le bevande dietetiche, contengono sale, che è una delle principali cause di gonfiore . Optare per tè freddo o caffè non zuccherato invece di soda dietetica.

Prova un deterrente di un giorno.

Mentre il digiuno e il succo non sono il segreto per la perdita di peso a lungo termine, celebrità come Gwyneth Patrol e Bayonne lo giurano, perdono peso e riavviano i loro corpi. Mangia solo prodotti crudi per un giorno per ottenere una versione che puoi conservare. Anche se stai consumando meno calorie in generale, ti sentirai comunque più pieno che se stessi bevendo solo succo.

Trova i pasti per ricaricare le energie.

Vai in palestra? Scegliendo cibi che aumentano il consumo di calorie sia durante l'esercizio che durante la giornata, puoi mantenere i tuoi livelli di energia. Greaves consiglia di scegliere cereali integrali e altri granchi sani, oltre a una varietà di frutta e verdura. È carburante quotidiano che viene rilasciato nel tempo. Non ti rivolgerai a cibi malsani per affrontare la giornata.

Trova un'attività fisica regolare da svolgere.

Il modo migliore per perdere peso in modo permanente è apportare modifiche permanenti. Inizia più umile di quanto pensi. Le persone spesso si impegnano troppo quando sono diligenti. A questo punto, però, è facile scottarsi.

Per favore vai.

Secondo Tatyana Johnston, direttore dell'attività fisica presso CPT e OMORPHO, "La camminata frequente è un modo praticabile e pratico per bruciare più calorie e raggiungere i tuoi obiettivi di perdita di peso". È anche un esercizio a basso impatto e poco impegnativo, che aumenta la probabilità che qualcuno ti insegua.

Rimani persistente nonostante le battute d'arresto.

Avere una battuta d'arresto nei tuoi sforzi per perdere peso (come perdere qualche giorno in palestra, per esempio) può essere demoralizzante e travolgente e può farti perdere la rotta.

Immagina un "movimento stile di vita".

L'obiettivo è avere una visione olistica del tuo stile di vita desiderato e incorporare il movimento in esso. Alcune persone hanno poco interesse ad allenarsi in palestra o a seguire un corso di fitness. Va bene. Secondo Blasé, l'equitazione, lo sci, il surf, il nuoto o l'escursionismo sembrano essere più sostenibili in termini di esercizio.

È importante trovare modi per fare più esercizio fisico durante il giorno, che si tratti di fare le scale ogni giorno al lavoro, fare due volte il giro dell'isolato durante la pausa pranzo o fare flessioni al mattino.

PER FORMARE

Se non ti alleni già, iniziare un programma di esercizi può aiutarti a bruciare più calorie ogni giorno, il che ti aiuterà a perdere peso. Se attualmente ti alleni, puoi modificare la durata o la frequenza del tuo esercizio (purché continui a prenderti almeno un giorno di riposo a settimana). Ecco le linee guida per gli esercizi per adulti (USDHHS 2021):

USARE PRATICHE DI ALIMENTAZIONE CONSAPEVOLE

Per dare al tuo cervello la possibilità di riconoscere tutti i segnali mentre mangi, disattiva tutte le distrazioni (come programmi TV o social media), mangia lentamente, mastica completamente ogni boccone e posa la forchetta tra un boccone e l'altro.

Limita l'assunzione di carboidrati trasformati e zucchero.

I pasti confezionati che non contengono tutti gli ingredienti necessari spesso contengono calorie in eccesso, carboidrati trasformati e zuccheri aggiunti. Attenersi a cibi integrali può aiutarti a perdere peso consumando meno calorie e più nutrienti in generale.

VALUTA IL TUO SONNO

Gli adulti dovrebbero dormire dalle 7 alle 9 ore a notte. La mancanza di energia, l'aumento del desiderio di cibi salati o dolci, l'aumento della fame e la diminuzione della motivazione all'esercizio fisico possono essere tutti effetti della mancanza di sonno. Dormi di più per migliorare le tue possibilità di perdere peso!

Servire e mangiare più verdure.

Se servi tre verdure per cena stasera invece di una sola, stai inconsciamente mangiando di più. Le persone sono tentate da più opzioni alimentari per mangiare di più e aumentare l'assunzione di frutta e verdura è un ottimo modo per perdere peso.

Perdita di peso quando viene servita la zuppa

Consumerai meno calorie in generale se includi la zuppa a base di brodo nella tua dieta quotidiana. Pensa ai wonton cinesi, alla zuppa di tortilla o al minestrone. La zuppa è particolarmente buona all'inizio di un pasto, in quanto rallenta l'assorbimento del cibo e riduce l'appetito. Aggiungere verdure fresche o surgelate e cuocere dopo aver iniziato con brodo o zuppa a basso contenuto di sodio da un prodotto in scatola.

Perdita di peso quando viene servita la zuppa

Consumerai meno calorie in generale se includi la zuppa a base di brodo nella tua dieta quotidiana. Pensa ai wonton cinesi, alla zuppa di tortilla o al minestrone. La zuppa è particolarmente buona all'inizio di un pasto, in quanto rallenta l'assorbimento del cibo e riduce l'appetito. Aggiungere verdure fresche o surgelate e cuocere dopo aver iniziato con brodo o zuppa a basso contenuto di sodio da un prodotto in scatola.

Osserva i tuoi vestiti sottili

Appendi un attraente paio di jeans, una gonna o un vestito vintage preferito dove lo vedrai ogni giorno. Ti aiuta a rimanere concentrato. Per ottenere questo prezzo in tempo, scegli un articolo un po' troppo stretto. Quindi, per il tuo prossimo obiettivo umile e realizzabile, tira fuori il tuo abito da cocktail dell'anno scorso.

dieta per perdere peso velocemente

Diete a bassissimo contenuto calorico, a bassissimo consumo

energetico, diete ipocaloriche e schermi LCD; rapida riduzione del peso nella direzione della riduzione del peso; rapida perdita di peso in sovrappeso; rapida perdita di peso e obesità; rapida perdita di peso attraverso la dieta; rapida perdita di peso attraverso il digiuno intermittente; Rapida perdita di peso mangiando in un lasso di tempo limitato.

VLCD (dieta a bassissimo contenuto calorico)

Con un VLCD, puoi perdere da 1,5 a 2 kg a settimana, permettendoti di mangiare solo 800 calorie al giorno. Sostituti del pasto, come latte artificiale, zuppe, frullati e barrette, sono spesso usati al posto dei pasti regolari sui VLCD. Questo ti permette di ottenere tutti i nutrienti di cui hai bisogno ogni giorno.

VLCD è raccomandato solo per le persone obese che hanno bisogno di perdere peso per motivi medici. Queste diete sono spesso utilizzate prima della chirurgia bariatrica. Usa un VLCD solo con il supporto del tuo provider. La maggior parte dei medici specialisti sconsiglia l'assunzione di VLCD per più di 12 settimane.

Diete ipocaloriche (LCD)

Per le donne, queste diete in genere consentono da 1.000 a 1.200 calorie al giorno e per gli uomini da 1.200 a 1.600 calorie al giorno. La maggior parte delle persone che vogliono perdere peso velocemente dovrebbero optare per LCD invece di VLCD. Ma un fornitore dovrebbe sempre prendersi cura di te. Non perderai peso così velocemente con un LCD, ma un VLCD può aiutarti a perdere altrettanto peso.

Un LCD potrebbe consumare sia pasti convenzionali che pasti sostitutivi. Per questo motivo è più facile da seguire rispetto a un VLCD.

Consumo limitato nel tempo

Questo programma di dieta sta diventando sempre più popolare. A volte viene paragonato al digiuno, tuttavia i due metodi sono in qualche modo diversi. La tua finestra alimentare quotidiana è limitata quando pratichi un'alimentazione a tempo limitato.

Il rapporto 16:8 è una tattica comune. Devi seguire questa dieta e mangiare tutti i pasti entro un periodo di 8 ore, ad esempio dalle 10:00 alle 18:00. Non puoi consumare nient'altro durante questo periodo. Gli studi hanno dimostrato che questa strategia può portare a una rapida perdita di peso, anche se al momento non è chiaro se la perdita di peso sia permanente.

Digiuno alternativo durante il giorno

Un metodo tradizionale per ridurre le calorie è il digiuno. Ha guadagnato popolarità ultimamente. Ciò è dovuto in parte alla ricerca umana e animale che dimostra i benefici del digiuno per le persone con diabete e obesità.

Esistono diversi piani di digiuno e non è chiaro quale sia il più efficace. Il modello 5:2 è uno dei più comuni. Ciò richiede due giorni di digiuno, o VLCD, a settimana e cinque giorni di alimentazione normale. Una dieta a digiuno può aiutarti a perdere peso velocemente.

diete alla moda

Per perdere peso velocemente, alcune diete limitano anche fortemente le calorie. Queste diete a volte possono essere pericolose. Queste diete spesso non durano abbastanza a lungo da produrre una perdita di peso a lungo termine. Se torni alle tue vecchie abitudini alimentari dopo essere uscito dalla dieta, rischi di riprendere peso. La dieta più sicura per la maggior parte delle persone è quella che comporta una perdita di peso settimanale da 225 grammi a 500 grammi, o da 1/2 a 1 libbra.

obiettivo dell'esercizio

La restrizione calorica è più importante dell'esercizio fisico per perdere peso velocemente. Come dovresti allenarti con questa dieta dovrebbe essere discusso con il tuo medico. Il medico può raccomandare di non iniziare un programma di esercizi fino a quando non si è stati a dieta per un po' di tempo.